ÉTUDE

SUR

QUELQUES HÉMORRHAGIES

LIÉES

A LA NÉPHRITE ALBUMINEUSE

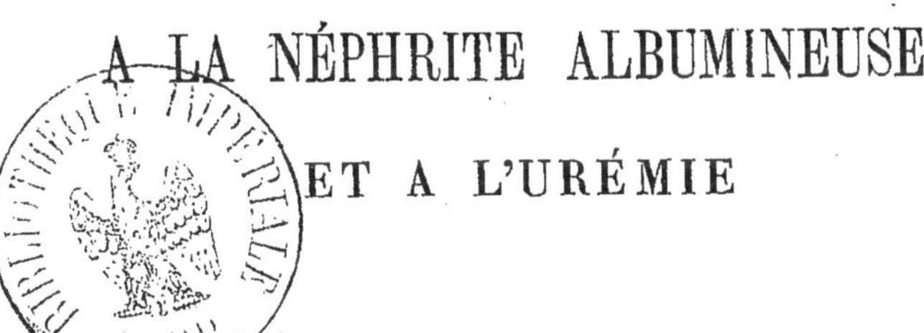

ET A L'URÉMIE

PARIS. — IMPRIMERIE DE E. MARTINET, RUE MIGNON, 2

ÉTUDE

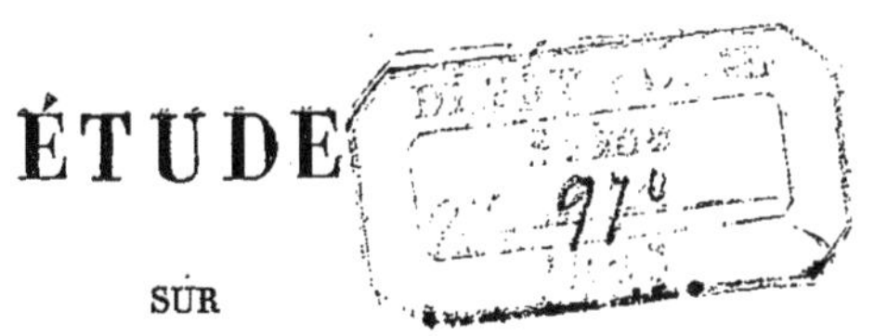

SUR

QUELQUES HÉMORRHAGIES

LIÉES

A LA NÉPHRITE ALBUMINEUSE

ET A L'URÉMIE

PAR

M. PELLEGRINO LÉVI

DOCTEUR EN MÉDECINE,

Docteur de l'université de Pise, ancien interne lauréat des hôpitaux de Paris,
Membre de la Société anatomique.

PARIS

LOUIS LECLERC, LIBRAIRE

RUE DE L'ÉCOLE-DE-MÉDECINE, 14

1864

1865

ÉTUDE

SUR

QUELQUES HÉMORRHAGIES

LIÉES

A LA NÉPHRITE ALBUMINEUSE

ET A L'URÉMIE

> The first circoumstance which strikes the mind, is the extent and frequency to which the derangement of one organ is connected with the derangement of several others.....
> The changes effected in the blood by the long continuance of this disease are quite sufficient to account for most extensive derangement (1).
>
> (*Bright's Cases and observations illustrative of renal disease*, p. 58.)

§ Ier.

Me proposant d'envisager presque exclusivement une seule des nombreuses questions qui se rattachent à la néphrite albumineuse et à l'urémie, je me bornerai à rappeler les dates et les noms principaux qui ont marqué un progrès dans l'étude de cette maladie.

Depuis 1827, époque de la publication du premier mémoire de R. Bright sur la coexistence fréquente de l'albuminurie, de l'anasarque et de la dégénérescence granuleuse des reins, le

(1) Ce qui frappe dès l'abord notre esprit, c'est que la maladie d'un seul organe se relie à des désordres d'une fréquence et d'une étendue considérables dans beaucoup d'autres.....

Les changements causés à la longue par cette maladie dans la constitution du sang suffisent à nous expliquer les troubles les plus variés.

cadre pathologique de ces organes s'est en quelque sorte considérablement élargi, et le retentissement général de leurs lésions a été mieux connu. L'impulsion, partie de *Guy's hospital*, bientôt communiquée à de nombreux observateurs, fit rapidement paraître les plus éminents travaux sur ces glandes, en Angleterre, en France, en Allemagne.

L'existence de l'albumine dans les urines, découverte en 1770 par Cotugno, ne devait qu'un demi-siècle plus tard recevoir un commencement d'interprétation véritablement scientifique. Jusque-là l'albuminurie, rangée dans l'ordre des faits critiques, s'expliquait par l'élimination à travers les reins du liquide séreux infiltré ou épanché. Cruickshanck, vers l'année 1798, Blackall et Wells en 1812, par la division des hydropisies, suivant la coagulabilité ou non-coagulabilité des urines, ajoutent un autre terme à cette espèce d'équation établie plus tard par Bright. Ce dernier eut non-seulement le bonheur de saisir cet intéressant rapport, mais il comprit en même temps la signification d'une grande partie des symptômes si curieux, et à première vue si disparates, éléments de ce grand groupe morbide qu'on désigna plus tard sous le nom d'*urémie*. Les Christison, Gregory, Wilson, Addisson, Barlow, Rees, Wilks, Johnson, Rayer, Frerichs et bien d'autres encore, tout en apportant de nouveaux et précieux matériaux, n'ont presque rien changé à l'œuvre du premier observateur. Dans le même théâtre où celui-ci fit sa belle découverte, Lever, en continuant les travaux de Tweedie, constate publiquement, le premier, en 1843, la liaison de l'éclampsie avec l'albuminurie puerpérale. Dans quatorze cas de convulsions puerpérales, il trouve treize fois des urines coagulables.

Nous sommes intimement persuadé que cette connaissance plus complète, cette appréciation plus médicale de tout ce qui se rattache à la vie morbide des organes néphrétiques, œuvre surtout de ces trente dernières années, constitue une des plus belles conquêtes de la science moderne. C'est par la notion exacte des rapports, c'est par l'ensemble des principes qui en découlent que toute science se forme, grandit et se perfectionne. Qui pourrait s'étonner du vif intérêt excité par tout ce qui se rattache à l'étude de l'urémie, puisque, grâce à elle, des faits nombreux, apparemment très-éloignés, acquièrent leur véritable signification et nous révèlent leur parenté. Les deux tableaux que je vais esquisser ici montreront ce que je viens de dire sous une forme bien plus saisissante.

Une femme tombe presque tout à coup dans une prostration profonde, dans un véritable coma; quelques heures auparavant, elle s'est plaint de vive céphalalgie, et elle manifestait un pressentiment de fin prochaine; quelques soubresauts tendineux, de l'analgésie accompagnent cet état de stupeur et de somnolence, qui va sans cesse en augmentant; il n'y a ni paralysie ni contractures; plus tard, une chaleur mordicante, un pouls petit et fréquent, des vomissements se joignent aux phénomènes précédents, et la malade s'éteint presque sourdement, sans avoir, pendant son séjour à l'hôpital, présenté rien autre qui pût faire songer aux organes uropoïétiques. Qu'est-ce que l'autopsie vient nous découvrir? Disons-le tout d'abord, rien dans le cerveau; mais, en revanche, les deux reins sont altérés, atrophiés, parsemés à la surface de granulations saillantes, arrondies, semi-transparentes. Une surface de section montre que la substance rénale est atrophiée à un haut degré, la substance corticale réduite sur beaucoup de points à 0,001 millimètre d'épaisseur. De nombreuses cavités ont pris la place du tissu normal disparu. Dans les calices et dans les cavités kystiques de nouvelle formation qui se prolongent dans les colonnes de Bertin, on voit des plaques saillantes, grisâtres, adhérentes ressemblant à une pseudo-membrane gangréneuse, etc. (1).

Un autre malade d'apparence vigoureuse, dans la force de l'âge, est en proie aux angoisses d'une dyspnée des plus violentes. Les mouvements respiratoires se font bruyamment, l'on pourrait même dire avec cornage; toutes les puissances contractiles interviennent pour l'entrée et l'issue de la colonne d'air. Néanmoins, nul obstacle mécanique n'existe, et l'auscultation ne dévoile rien d'anormal. La respiration se fait en

(1) J'ai observé cette malade lors de mon internat dans le service de M. Pidoux; elle est entrée le 3 février 1864; elle a succombé le 13 du même mois.

quelque sorte à vide, et l'échange gazeux paraît puissamment entravé par une cause aussi active que latente : la bouche est recouverte d'un peu de sang desséché, le ventre est resserré, le pouls d'une fréquence normale, la peau fraîche. Le malade a été, dit-on, pris tout à coup d'anasarque, il y a quelques jours, et d'un crachement de sang; l'urine est devenue albumineuse à l'approche de la mort. L'asphyxie se dessinant peu à peu au bout de quarante-huit à cinquante heures, il expire. Que voit-on? Tous les organes interrogés paraissent intacts, sauf les deux reins, qui, considérablement altérés, offrent leur substance très-atrophiée et transformée en vastes poches kystiques (1).

A ces deux faits d'intoxication urémique il serait aisé d'en ajouter d'autres; mais, quant à moi, je ne voulais qu'indiquer d'un trait la différence de symptômes qu'elle est capable d'engendrer. Est-ce à dire que toute difficulté, toute incertitude ait désormais disparu, et qu'il nous incombe exclusivement la tâche trop douce de jouir de l'héritage du passé? Loin de là; bien des questions sont encore à résoudre, et le travail accompli ne doit, au surplus, être considéré que comme préparatoire ou comme le point de départ de recherches ultérieures.

Il m'a semblé, en lisant et en observant, que les pathologistes n'avaient pas jusqu'alors donné toute l'attention nécessaire au rapport existant entre certaines lésions profondes des reins dont une suite nécessaire est l'altération du liquide sanguin, et quelques hémorrhagies pouvant même, dans tels ou tels cas, être qualifiées d'*urémiques*. Les faits que je relaterai et dont j'aurais pu grossir le nombre ont, à mon avis, une assez grande valeur pour qu'on s'arrête à les discuter.

Une circonstance qui me paraît digne d'intérêt, c'est la fréquence relative de cette variété d'hémorrhagies dans la forme dyspnéique plus ou moins caractérisée de l'urémie; il importe de faire ressortir la valeur pratique de ce rapport jusqu'ici méconnu.

(1) Ce malade, entré le 27 octobre 1863 à l'hôpital Necker, a succombé le 29 du même mois.

§ II.

Un coup d'œil rapide à présent sur l'anatomie et la chimie pathologique de la néphrite albumineuse nous servira de préambule au sujet que nous avons à étudier. Décrit naguère comme une seule et unique maladie où partant des faits très-dissemblables et sans liaison étaient rangés les uns à côté des autres, le groupe générique appelé maladie de Bright, avait, pour ce qui est particulièrement des lésions, laissé à désirer une plus grande netteté et précision. Une analyse anatomique plus exacte et rigoureuse a démontré qu'il y avait à faire mieux que de simples distinctions de degrés ou périodes, et sur lesquelles, au surplus, on a été loin d'être d'avis unanime. En effet, dans cette voie-là, tout devait être ramené à une seule espèce, et l'on ne tenait nul compte de ce que le rein, essentiellement constitué de tubuli, de vaisseaux, et d'une gangue de tissu connectif, par les altérations d'un de ses éléments ou de plusieurs à la fois, pouvait donner et donnait réellement origine à des formes anatomo-pathologiques différentes. Mais toutes ces variétés se rencontrent-elles avec une égale fréquence? sont-elles dues indistinctement aux mêmes conditions étiologiques? sont-elles accompagnées des mêmes symptômes? leur marche offre-t-elle des particularités, et enfin leur pronostic est-il toujours identique? Voilà autant de questions dont la solution ne serait pas dépourvue d'intérêt; mais quelques-unes ont-elles été suffisamment approfondies pour que l'on puisse non-seulement indiquer, mais aussi atteindre le but? Les tubuli urinifères, les capillaires et les petites artères de la glande, tels sont les éléments qui, le plus souvent, deviennent primitivement le siége de lésions. Deux principaux degrés peuvent être admis dans le processus morbide de la néphrite parenchymateuse ou intratubulaire, qu'elle soit aiguë ou chronique, simple ou compliquée d'altérations vasculaires granulo-graisseuses. Le premier degré donne origine dans la tunique épithéliale à ce que Virchow a appelé la *tuméfaction trouble* des cellules, et le second, au développement nécrobiotique de graisse et à l'atrophie, qui en est le dernier résultat.

Au début, les cellules épithéliales sont élargies, distendues par de nombreuses granulations, le canalicule devenu ainsi plus volumineux qu'à l'état normal peut être distingué à l'œil nu, et cela d'autant plus aisément que les vaisseaux qui l'escortent, fortement injectés, tranchent par leur couleur sur celle des tubuli. L'examen de l'urine montrera dans beaucoup de cas des cellules isolées et des moules (*castles*) de tubes urinifères ; les uns transparents et cireux, les autres parsemés de cellules épithéliales, et de noyaux en partie désagrégés. D'après Bence-Jones, Beale, Parkes, ce qu'on a cru être des tubes urinifères en partie dépouillés de leur épithélium, et flottant librement, n'est autre chose qu'un exsudat plastique qui, dans son éliminaion, peut entraîner avec lui une partie des cellules épithéliales du tube auquel il adhérait en partie et qu'il avait englobées à sa formation.

Plus tard, c'est là la deuxième période, l'intérieur des canalicules se remplit d'une petite masse finement émulsionnée et homogène, de nature stéatosique. Avec l'atrophie et la rétraction qui s'ensuit, l'on voit paraître à la surface de la glande les granulations si caractéristiques et l'anémie plus ou moins étendue, plus ou moins complète de l'organe (*white kidney* des Anglais).

Mais beaucoup d'autres cas du mal de Bright, à évolution lente résultent du dépôt d'une substance protéique dans les artérioles du rein, et à laquelle des réactions chimiques ont valu le nom d'amyloïde. Ainsi que j'ai eu l'occasion de m'en assurer à plusieurs reprises, il survient assez fréquemment chez des sujets en proie depuis longtemps à d'abondantes suppurations osseuses, à la tuberculisation pulmonaire, et à d'autres états cachectiques. L'application de la teinture d'iode sur un point de la substance corticale, même entièrement ischémique, fait apparaître dans ces conditions des points et des stries, les premiers répondant aux glomérules, les autres aux plus fines artères. La théorie paraît persuader à certains auteurs que, comme dans cette variété de dégénérescence, beaucoup de capillaires disparaissent, et, en même temps, beaucoup d'artérioles se rétrécissent, bien souvent l'albuminurie s'y accompagne de diminution dans la quantité d'urine sécrétée. Mais cette vue de l'esprit nous paraît avoir encore besoin de la sanction des faits.

« Dans quelques observations, dit l'auteur de la pathologie cellulaire, on ne trouve pas une seule artériole dans toute l'étendue du tube digestif, de la bouche à l'anus, qui ne soit atteinte par la dégénérescence, et chaque point de la muqueuse de l'œsophage, de l'estomac, de l'intestin grêle, du gros intestin nous présente des artérioles ayant subi la dégénérescence amyloïde (1). »

La néphrite interstitielle, plus rare que les deux formes précédentes, consiste dans un travail hyperplasique du tissu conjonctif. Des épaississements, avec rétraction et sclérose, des obstacles mécaniques à la circulation et à la sécrétion en sont parfois le résultat, de même que l'atrophie des tubulis et des vaisseaux, d'où l'amoindrissement considérable de la fonction. Notons ici que cette variété, lorsqu'elle existe dans son état de pureté, en quelque sorte, ne s'accompagne pas d'albumine dans les urines, et les accidents urémiques paraissent ne devoir la compliquer que très-tardivement. Connue bien avant l'année 1827, en la rappelant ici, je n'ai voulu que la mettre en regard des deux autres espèces sus-indiquées.

§ III.

L'importance, l'abondance des principes filtrés par les reins placent incontestablement la sécrétion de ces organes au premier rang. Aussi apparaît-elle chez l'embryon à un âge très-rapproché de la conception, et son produit est expulsé selon toute probabilité par l'urèthre dans la cavité amniotique. L'urine rendue dans les vingt-quatre heures par un adulte peut être évaluée à 1350 grammes environ. Cette quantité en poids est par conséquent au-dessus de celle de la bile sécrétée dans

(1) Virchow, *Pat. cellul.*, p. 319.

le même laps de temps, évaluée à environ 900 grammes. Encore faut-il dire que la plus grande partie de cette dernière, reprise par l'absorption, entre de nouveau en circulation. Les matériaux très-riches en carbone, par leur combinaison avec la soude, engendrent l'élément essentiel de la bile, tandis que les éléments très-azotés, sous forme principalement d'urée et d'acide urique constituent l'urine. L'élimination d'urée, qui, de toutes les matières connues, est la plus riche en azote, atteindrait, au dire de Lecanu, 38 grammes dans les vingt-quatre heures chez l'homme, et 19 grammes chez la femme. Des expériences comparatives entre la sueur et l'urine, faites par M. Favre, ont démontré que dans 14 litres d'urine il existe 140 grammes de matière organique, tandis que pour une même quantité de sueur, il y en aurait seulement 33 grammes. Je ne pourrais, sans donner à ces considérations une trop large place, poursuivre un parallèle, intéressant à beaucoup d'égards, entre les trois principales sécrétions : urine, bile, sueur.

L'activité fonctionnelle des reins serait assurément connue d'une manière incomplète, si l'on ne tenait compte que de la quantité du liquide évacué ; la densité est une donnée sans laquelle on n'aurait pas la véritable mesure des matériaux en dissolution. Christison a suggéré un moyen qui permet d'arriver aisément et au lit du malade à cette espece de dosage.

Voici la formule : soit D le poids spécifique de l'urine qu'on vient d'examiner par l'aréomètre, soit Δ la différence entre 1000 et la densité de l'urine en question ; en multipliant cette différence Δ par 2,33, poids spécifique des dépôts urinaires, on aura immédiatement le poids des principes en dissolution pour chaque 1000 grammes. Donnons un exemple.

L'urine en expérience ait 1015, p. sp. la différence étant 15 on verra en la multipliant par 2,33, que pour 1000 grammes cette urine renferme 34gr,95 de matériaux solides.

L'urée forme à elle seule presque la moitié des éléments organiques, le reste se compose d'acide urique, d'une petite quantité de créatine, de créatinine, d'une petite trace d'acide hippurique, lequel est très-riche en carbone, et de certaines matières colorantes. Selon Golding Bird, ces dernières seraient en raison inverse de l'activité fonctionnelle des poumons et du foie.

Il appartient à toutes les variétés de lésions rénales, une fois qu'elles ont acquis une certaine gravité, de faire diminuer plus ou moins la quantité d'urée éliminée physiologiquement Brande en 1807, Scudamore en 1823, en avaient déjà fait la remarque pour les urines albumineuses. Cette diminution peut même osciller dans des limites assez éloignées pouvant être tantôt de moitié, tantôt des trois quarts, etc. La science est moins avancée sur ce qui a trait aux autres principes, et à ces matières extractives notamment, sur lesquelles la chimie ne fait que commencer à répandre une faible lueur.

Oppler prétend qne les diverses matières extractives créatine, créatinine inosine, leucine, tyrosine, produites dans les organes et destinées à se transformer en urée, séjournent dans l'organisme, et par leur accumulation causent des troubles profonds. Ses recherches analytiques sur la créatine lui ont démontré que dans chaque kilogramme de substance musculaire il en existe à l'état normal un tiers de gramme, tandis que chez les animaux néphrotomisés, on en trouve, quarante à cinquante heures après l'extirpation des reins, au delà même de deux grammes.

Quels que soient les détails que de nouvelles recherches nous dévoileront, nous pouvons dès l'heure même affirmer l'influence si fâcheuse exercée sur la composition du sang par les lésions rénales. Les changements qu'elles y impriment suffisent à nous expliquer, disait Rich. Bright, les troubles les plus variés. Il a été avancé, surtout par les médecins d'Outre-Manche, que le déchet des globules n'est dans ces circonstances comparable qu'à ce qu'on voit à la suite de récentes hémorrhagies. L'hématosine est dans quelques cas réduite à moins que le tiers de sa quantité normale. On a trouvé tantôt la fibrine en quantité physiologique, tantôt, lors de quelque phlegmasie intercurrente, augmentée. L'albumine est considérablement amoindrie. Joignons à cela une légère augmentation de sels solubles, et une accumulation plus ou moins grande des principes que les reins éliminent.

La richesse du sang en urée chez ces malades, admise depuis nombre d'années et vérifiée par de récentes observations, a fait penser à Wilson que de graves accidents devaient lui être attribués et qu'ils pouvaient être qualifiés d'urémiques; mais, malheureusement pour la théorie, Bright, Christison, Rees, Frerichs, Schottin, Wiéger, etc., ont été à même de constater une augmentation considérable de ce principe azoté sans aucun retentissement sur l'économie, si léger qu'il pût être. — Le mélange expérimental de l'urée avec le sang fait à plusieurs reprises n'aurait pas non plus produit d'accidents bien remarquables (Cl. Bernard, Gallois). Les expériences de Hammond (de Philadelphie), à la vérité, n'auraient pas été confirmatives de celles des précédents physiologistes.

D'après Woehler et Frerichs, les accidents seraient dûs à la transformation, en présence d'un ferment, de l'urée en carbonate d'ammoniaque, et, pour preuve, ils soutiennent que le sang offre une coloration violette spéciale, qu'il renferme du carbonate d'ammoniaque et des traces d'urée non détruite; mais le carbonate d'ammoniaque est un élément qui se trouve presque constamment dans le sang de l'homme, et, par conséquent, rien ne prouve qu'on n'ait pas pris un fait régulier comme étant de l'ordre pathologique. Rien ne prouve aussi que la présence de l'ammoniaque dans certains produits de sécrétion, tels que ceux de l'estomac, de l'intestin, que l'expiration ammoniacale, que la présence dans le liquide encéphalo-rachidien de ce même alcali libre, ne soit pas la conséquence de la transformation de l'urée après sa sortie des vaisseaux et au contact de la muqueuse gastrique, intestinale, bronchique, etc. Voilà les deux théories chimiques les plus importantes, et qui font encore de loin en loin le sujet de nouvelles recherches et de nouvelles publications.

Une question intéressante, mais encore fort peu élucidée, c'est l'influence directe que l'urée exerce sur les globules rouges. Heisch et Goodfellow ont fait quelques essais dans cette direction, et ils ont reconnu que là où la quantité des globules est beaucoup diminuée, là aussi l'urée, additionnée au sang, exerce une action nuisible sur les globules restants :

ceux-ci se ratatineraient et seraient réduits à 1/6 environ de leur volume. Hunefeld, cité par Goodfellow, a attribué ce rapetissement des hématies à la destruction de leur membrane, et conséquemment, disent-ils, les noyaux (*sic*) seraient mis en liberté. Ces deux auteurs paraissent oublier que les globules rouges ne sont nucléés chez l'homme et les grands mammifères que pendant une certaine époque seulement de la vie embryonnaire.

Ayant fait, pour ma part, quelques observations directes, voici ce que j'ai constaté : un sang fraîchement tiré de la veine, mis en contact d'une solution un peu concentrée d'urée, m'a montré une rapide altération des globules, leur gonflement d'abord, avec effacement de la dépression centrale, un certain degré d'allongement, souvent avec une disposition en bissac ; enfin, leur rupture complète. En contact d'une solution de carbonate d'ammoniaque, les globules deviennent souvent irréguliers, crénelés, et finissent même par se rompre et donner issue à leur contenu.

Quelle que soit la valeur qu'il faille accorder à ces faits, nous devons rappeler ici la grande instabilité de cet élément du sang, au point que non-seulement un grand nombre de substances chimiques solubles toxiques ou non toxiques, mais l'eau elle-même les modifie. On ne saurait donc être trop attentif et sévère dans cette sorte d'investigations. Il faut procéder en quelque façon par comparaison, autrement dit examiner presque simultanément les globules pris dans les mêmes circonstances, et chez le même malade, les soumettre à l'action de diverses solutions pour bien se renseigner sur les modes particuliers d'altérations, et la rapidité avec laquelle elles surviennent.

Après avoir exposé les deux principales théories chimiques, il m'importe d'indiquer ce qu'on a nommé la théorie nerveuse de l'urémie défendue par Traube, en Allemagne, et par G. Sée, en France. Selon ces auteurs, l'état particulier du sang causerait une surexcitation vaso-motrice, notamment des artères cérébrales. L'ischémie du bulbe engendrerait des convulsions, l'ischémie de l'encéphale, le coma. Mais en quoi consiste ce mode d'altération, dont l'influence particulière se traduit en cette espèce de retrécissement vasculaire pouvant quelquefois aller jusqu'à l'occlusion des capillaires et des petits vaisseaux ? Là nous paraît être toute la difficulté. Nous croyons volontiers à l'existence d'une cause complexe dont seuls quelques éléments ont été soumis à l'analyse. Tout le monde est forcé d'admettre, par exemple, que le sang dans une scarlatine, et dans une variole n'est pas en tout le même, mais saurait-on dire en quoi il diffère? L'hématologie, malgré ses progrès réels, a encore de nombreux problèmes qui attendent leur solution.

Je dirai en terminant ce paragraphe que, d'après un grand nombre de physiologistes, le sang pour circuler librement, doit avant tout offrir une composition normale, et que dans tous les cas où il y a une élimination plus ou moins incomplète de quelques matériaux excrémentiels, il s'ensuit toujours un obstacle à la circulation capillaire générale, et un obstacle plus grand encore dans les capillaires de l'organe chargé d'expulser les éléments anormalement accumulés. Il a semblé surtout aux auteurs anglais que là était la cause immédiate des œdèmes et des hémorrhagies.

§ IV.

Un cas d'albuminurie, dont j'ai pu suivre les différentes phases pendant mon internat à l'hôpital Necker, a été le point de départ de ces recherches sur les hémorrhagies dans certaines lésions graves des reins, lésions dont l'existence est liée nécessairement à un certain degré d'altération du sang. Ce fait, que je retracerai plus loin, renferme des particularités cliniques remarquables et aptes à appeler tout au moins l'attention sur le rapport existant certaines fois entre les écoulements sanguins et les affections rénales.

Les classifications anciennes des hémorrhagies, fondées presque toutes sur un trouble dynamique supposé, n'ont pas été utiles aux progrès de la pathologie autant que si, inspirées par les affinités propres des différents faits, elles eussent établi des groupes plus nombreux, peut-être même plus compliqués, mais en revanche beaucoup plus naturels. Que de siècles se sont succédé pendant que les écoles disputaient sur les hémorrhagies par raréfaction, par expression et par débilité, ou même sur les hémorrhagies par laxum et strictum, ou enfin sur les écoulements sanguins actifs et passifs.

Huxham, par l'importance nouvelle qu'il attacha aux altérations du sang, j'allais dire par les exagérations mêmes dans lesquelles il tomba, rendit à la science un remarquable service, restituant à ce liquide l'immense rôle qu'il est appelé à remplir sans cesse dans l'organisme.

D'autre part, il est bien établi à présent que certains organes, le foie, la rate, etc., peuvent, par leurs altérations, introduire dans la crase sanguine de profonds changements suivis parfois de l'issue du sang sur différents points. La théorie nous montrera peut-être un jour tous les chaînons ou les actes morbides qui relient la congestion hépatique, par exemple, au purpura, à l'épistaxis, etc. Il a plu même d'accorder aux faits de cette nature et à d'autres analogues, une immense portée pathologique. Ainsi l'auteur de la pathologie cellulaire a écrit : « Quelles que soient les formes de dyscrasies, cherchez leur origine dans les lésions locales. »

L'influence des altérations du rein sur la production des épistaxis et de l'apoplexie cérébrale entre autres, a été admise par un assez grand nombre d'observateurs modernes, surtout en Angleterre. Dans un compte rendu de cent cas d'affection granuleuse des reins, Bright a noté huit cas d'apoplexie par épanchement sanguin, soit dans la substance du cerveau (1), soit dans les ventricules (2), soit enfin dans la grande cavité de l'arachnoïde (3).

J'aurai à m'arrêter plus loin sur de semblables complications, il m'importe pour le moment de faire mention du cas 22 publié par ce même observateur. En voici le résumé :

Un albuminurique avec œdème, amblyopie, pâleur, etc.,

(1) Bright's, *Tabular View*, obs. 28, 29, 30, 31, 74.
(2) Bright's, *Report of medical Cases*, 1826, p. 32.
(3) *Guy's Hospital Reports*, 1832, case 2, p. 350; *Tabular View*, case 19.

chez lequel, depuis plusieurs mois, les symptômes paraissaient stationnaires, ayant entrepris un court voyage en voiture découverte par une journée froide du printemps de l'année 1837, fut atteint de péricardite, bientôt suivie d'une *tendance hémorrhagique générale, le sang sortant des poumons, du nez et des intestins.* L'anasarque augmenta très-rapidement et la ponction des jambes devint nécessaire. Tous ces symptômes s'aggravèrent rapidement, de terribles convulsions, siégeant surtout à la face, s'y ajoutèrent et ne tardèrent pas à se terminer par la mort.

Ainsi donc, une affection rénale chronique devient tout à coup d'une excessive gravité à la suite d'un refroidissement intense et prolongé. Ces trois incidents principaux : péricar dite, hémorrhagie, convulsion ne sont nullement, suivant moi, des scènes pathologiques indépendantes, autrement dit une nouvelle maladie *a frigore* sans raison d'être, ou sans aucune racine existant au préalable dans l'organisme. Certaines phlegmasies se développent chez les individus atteints de néphrite albumineuse avec une grande fréquence, telles sont, par exemple, les phlegmasies des plèvres, du péricarde, etc.; il en résulte même pour les malades, la nécessité d'éviter avec le plus grand soin de s'exposer aux températures extrêmes, aux intempéries des saisons. Les convulsions éclamptiques nous paraissent indiquer l'altération profonde du sang que ce soit par ce qu'on a appelé improprement le poison urémique, ou par toute autre modification, et nous arrivons à nous rendre compte alors très-facilement de cette tendance hémorrhagique générale. Ce cas, apparemment anormal et compliqué, nous semble par conséquent clair et net et porte en lui un enseignement utile. « Si la science était très-avancée, » dit M. Pidoux, il devrait donc suffire à un pathologiste » d'examiner une minime partie de l'organisme atteint de » maladie de Bright, une goutte de sang, une fibre, une cel- » lule, pour reconnaître la nature de l'affection parce que » partout elle est tout entière » (1). Voilà assurément dans

(1) Pidoux, *Considérations sur la maladie de Bright* (*Union médicale*, 1855).

les paroles de mon savant maître un sentiment énergique de l'importance des lésions de l'économie entière, qu'elles accompagnent ou qu'elles compliquent la maladie brightique.

Dans l'ouvrage de M. Rayer sur les maladies des reins, il est certains faits que j'aurai à rappeler plus loin. A l'époque de la publication de son traité, cet auteur s'exprimait en ces termes : « On a vu aussi la néphrite être accompagnée d'épistaxis ou d'autres hémorrhagies tellement abondantes, » qu'elles ont été évidemment la cause principale de la mort. » Quoi qu'il en soit, il est impossible de dire aujourd'hui si ces » hémorrhagies ont été vues par accident ou si elles ont été en » partie le résultat d'une altération du sang consécutive au » dérangement de la secrétion urinaire. J'ai cru devoir mettre » sous les yeux du lecteur un exemple de ces hémorrhagie » (1).

Constatons à cet endroit que, tandis que Bright était porté à considérer ces cas comme des complications purement accidentelles, quelques années plus tard, M. Rayer, tout en faisant de grandes réserves, montra suffisamment, ainsi que le passage cité vient de nous l'apprendre, qu'il avait été frappé plus que le médecin de Guy's hôpital, par cette coïncidence de certaines hémorrhagies et des affections néphrétiques. Mais nous arrivons à d'autres observateurs, et nous allons nous trouver en face d'affirmations plus précises.

Graves, de son côté, en refléchissant particulièrement sur les symptômes qui éclatent parfois du côté de l'encéphale, s'exprime ainsi : « Je ne sache pas que les accidents cérébraux de » l'hydropisie aient été décrits avant moi. Les auteurs parlent » bien de l'apoplexie comme pouvant faire périr subitement » les malades hydropiques, et ils attribuent la mort, avec toute » raison, à un épanchement séreux dans les ventricules du » cerveau ; j'ai moi-même observé les cas de ce genre ; mais, » les faits que je vous ai rapportés me paraissent dépendre » d'une autre cause, à savoir, d'une fluxion sanguine vers la » tête. Chez le malade du docteur Dwyer, cette congestion

(1) Rayer, *Traité des maladies des reins*, 1840, t. I.

» a abouti à une hémorrhagie qui a déterminé une paralysie » du côté opposé à la lésion » (1).

Il nous paraît très-probable que ces paroles de Graves font allusion aux accidents cérébraux qui compliquent plus particulièrement l'anasarque avec urines coagulables.

Le professeur William retraçait en 1845, dans une leçon le fait suivant : Une femme d'une forte constitution, Matilda Martin, est apportée dans un état apoplectique. On apprend qu'elle était souffrante depuis environ deux ans. Elle est amenée à l'hôpital le jour même de son attaque, et on diagnostique une hémorrhagie cérébrale. A l'autopsie, on trouve en effet un large caillot remplissant les deux ventricules latéraux, ayant déchiré le septum lucidum, et s'étendant au travers du quatrième ventricule jusqu'à la base du cerveau et du cervelet, de sorte que toute la partie centrale de l'encéphale était envahie, et le cerveau paraissait trop grand pour la cavité cranienne.

Vous auriez dit, ajoute ce médecin, qu'il s'agissait tout simplement d'apoplexie et, sans un examen plus approfondi, on aurait pu croire qu'il n'y avait aucun rapport avec l'albuminurie. Ceci m'amène à vous dire que j'ai fréquemment rappelé devant vous que, dans la plupart des cas d'apoplexie foudroyante, où une grande quantité de sang est épanchée, la maladie est connexe avec la dégénérescence granuleuse des reins ; ainsi, dans ce cas, le rein gauche atrophié ne pesait pas plus de deux onces, ce qui est à peu près la moitié du poids normal. La capsule fortement adhérente au parenchyme ne pouvait pas se détacher sans déchirure de la substance du rein ; celle-ci était parsemée de dépôts larges et épais. Le rein droit était plus volumineux qu'à l'ordinaire, la capsule se détachait facilement, mais la glande était très-congestionnée, inégale à sa surface, présentant des dépôts blanchâtres d'une faible consistance. La chaleur et l'acide nitrique décélèrent dans l'urine une abondante quantité d'albumine. Dans la plupart des exemples de dégénérescence granuleuse des reins que j'ai vus, ajoute encore l'auteur, et qui ont été compliqués

(1) Graves, *Clin. médic.*, t. II, p. 416. Paris, 1862 ; traduction Jaccoud.

d'apoplexie hémorrhagique, les tuniques des artères étaient athéromateuses, mais cela n'existait point ici (1).

D'après les réflexions qui viennent d'être exposées, on devra croire que dans beaucoup de cas, la maladie rénale est passée complétement inaperçue, puisque la plupart des observateurs peu familiarisés avec cette cause d'apoplexie négligent très-souvent, après l'examen de l'encéphale, du cœur et des gros vaisseaux, d'explorer alors les différents viscères abdominaux. La coïncidence fréquente de la dégénérescence graisseuse du foie, des artères, du cœur et de ses valvules est un point de la maladie de Bright sur lequel William insiste d'une manière toute particulière (2).

Quelques années plus tard, l'attention ayant été fixée par un autre symptôme, l'amblyopie albuminurique, l'examen à l'ophthalmoscope est venu nous montrer souvent, mais non pas constamment, j'y insiste à dessein, des lésions rétiniennes caractérisées par des taches graisseuses seules ou accompagnées de petites ecchymoses. Ces dernières, disons-le de suite, ne sont en définitive que les macules du purpura, des membranes oculaires profondes qui peuvent en être et en sont atteintes au même titre que la peau ; et dans la néphrite granuleuse, il n'est pas très-rare de rencontrer en même temps des taches purpurines intraoculaires et dermiques. Il est aisé de se convaincre que ce qui a lieu dans la rétine est le fait particulier d'une altération plus ou moins généralisée, mais qui seulement en raison de la délicatesse et de la fonction de l'organe acquiert là un intérêt tout à fait spécial.

Il est étonnant, dit Coote, que sachant la fréquence des épanchements de sang intracraniens chez les albuminuriques, on n'ait pas songé plutôt à examiner l'état des yeux dans cette maladie; on pouvait s'attendre à trouver dans la rétine et dans la choroïde des altérations analogues à celles qu'on trouve dans la substance cérébrale. Dans la néphrite albumineuse les parois non-seulement des grandes artères, mais même des

(1) *Clinical Lectures delivered at university College Hospital* (*London med. Gaz.*, 1845)

(2) *Lancet*, 1845.

capillaires, subissent une dégénérescence moléculaire ou granulaire, en vertu de laquelle elles perdent leur élasticité et leur force et peuvent même se rompre. J'ai souvent trouvé dans le cerveau d'albuminuriques des épanchements à différente périodes, depuis l'épanchement récent jusqu'à la résorption complète. (*Union médicale* 1857, p. 510.)

G. Johnson, dans un ouvrage assez récent(1) nous dit: « La » maladie du rein avec urine albumineuse est très-communément liée avec le *purpura* ; c'est là un fait qne j'ai observé » plusieurs fois. » Un peu plus loin : « Un symptôme que j'ai » noté fréquemment en rapport avec les affections rénales et » qui, à ce titre, me paraît digne de mention, c'est le saignement de nez. Est-ce à cause de l'état morbide du sang, » résultant de l'insuffisance de la sécrétion rénale ?

» Un autre symptôme analogue et qu'il faut rattacher à cette » même condition est la *ménorrhagie*. Celle-ci est survenue » dans une large mesure chez un de nos malades. Ces signes, » quelque incontestables qu'ils soient, doivent donner l'éveil et » mettre sur la trace de phénomènes moins équivoques (2). »

Ce n'est pas tout : il a vu des cas d'hémorrhagie cérébrale, et il s'ingénie d'en donner l'explication : « Il y a trois conditions » qui favorisent l'hémorrhagie cérébrale dans les maladies des » reins : 1° un état d'opacité et de fragilité des petits vaisseaux, » dû probablement à la condition morbide du sang; 2° l'altération de ce liquide ayant une double conséquence fâcheuse, » en ce qu'il est impropre à la nutrition normale du cerveau, » et parce que le mouvement circulatoire est ralenti; 3° l'hypertrophie du ventricule gauche, effet des obstacles aux » mouvements dans les capillaires et cause d'une plus forte » pression sur les parois artérielles (3). »

Vieger (4), admettant que les infiltrations de sérum ont lieu par un mécanisme identique avec celui qui donne issue, dans quelques cas à tous les éléments du sang et que tout se

(1) *Disease of the Kidney*, by G. Johnson. London, 1852, p. 76.

(2) *Loc. cit.*, p. 175.

(3) *Loc. cit.*, p. 255.

(4) *Recherches critiques sur l'éclampsie urémique* (*Gaz. méd. de Strasbourg*, 1854).

borne à une différence dans le degré, pense que ces hémorrhagies se rencontrent surtout avec des œdèmes assez considérables.

D'après ce qui a été exposé et ce qui nous reste encore à dire, il n'est pas difficile, paraît-il, de se convaincre que plus d'une condition préside à ces écoulements sanguins, mais l'infiltration graisseuse des vaisseaux, l'intoxication du sang, qui dans certains cas parcourt tous ses degrés sans être accompagnée d'aucun œdème; voilà les deux circonstances les plus importantes.

Quoi qu'il en soit, il ajoute : « L'apoplexie, en effet, com-
» plique fréquemment la maladie de Bright, même quand
» celle-ci ne se termiue pas par des convulsions; de sorte
» que, dans un cas de convulsion avec urines albumineuses sui-
» vies de mort, il sera très-difficile à l'autopsie de déterminer
» si l'hémorrhagie cérébrale s'est produite sous l'influence de
» la néphrite ou de la convulsion ou si elle a été la cause de
» convulsions. Je renonce à citer les observations assez nom-
» breuses qui se trouvent consignées dans les auteurs et ou
» ces doutes peuvent être élevés... »

M. Imbert Gourbeyre (1) consacre un paragraphe spécial au sujet dont il est question : « Voilà encore un symptôme
» (l'hémorrhagie) que l'on rencontre quelquefois dans le mal
» de Bright, symptôme ou complication qui a été presque
» complétement inaperçu par les nombreux auteurs qui se
» sont occupés de cette maladie. Je l'ai rencontrée plusieurs
» fois sous la forme d'épistaxis, une fois comme hémorrhagie
» générale, deux fois comme hématémèse, et, dans l'un de
» ces cas, avec apoplexie pulmonaire, plusieurs fois sous
» la forme d'ecchymoses tant internes qu'externes. Dans ce
» dernier cas, cette diathèse hémorrhagique peut même
» prendre la forme de véritable *purpura hæmorrhagica.* »

Cet auteur croit qu'elles accompagnent plus souvent l'albuminurie puerpérale que les autres formes d'affection rénale. S'il en est ainsi, serait-ce, par la rapidité de marche que cette

(1) *De l'albuminurie puerpérale et de ses rapports avec l'éclampsie* (Mémoire couronné par l'Académie de médecine. Paris, 1856).

variété affecte assez souvent, une des principales conditions de la fréquence relative plus grande des accidents convulsifs et comateux dans l'albuminurie puerpérale? A ce propos, je vais présenter ici quelques détails sur une malade que j'ai observée cette année dans le service de mon savant maître M. Pidoux :

Une femme, domestique de son état, jeune encore, vingt-deux ans, est admise dans les derniers jours de février à l'hôpital Lariboisière. Mal réglée depuis quelques mois, elle a été atteinte, il y a une quinzaine de jours, d'une douleur assez vive dans la région lombaire, surtout à gauche, et d'un certain degré d'enflure du visage et des jambes. Nous trouvons une grande pâleur avec sécheresse de la peau, et de l'anasarque. Cette malade se plaint, en outre, d'une faiblesse marquée, d'insomnie complète et de céphalalgie, laquelle paraît n'être survenue que dans les deux ou trois derniers jours. Les voies digestives ne présentent d'autres troubles que l'anorexie et la soif; mais la sécrétion urinaire est profondément altérée quantitativement et qualitativement. Les urines sont au dessous de la moyenne physiologique journalière et ont toutes les apparences des urines chyleuses. L'acide nitrique et la chaleur les transforment presque entièrement en un magma solide. Au microscope, on y découvre une abondante quantité de globules huileux et des cellules épithéliales infiltrées de granulations : le pouls est régulier et bat environ cent fois par minute; la respiration paraît un peu plus faible qu'à l'état ordinaire, mais sans aucun signe anormal.

Le soir de ce même jour, l'anhélation, malgré l'absence de bruits morbides itérativement constatée, devient de plus en plus intense, et la position assise est seule possible. Cette dyspnée s'est prolongée avec recrudescence, surtout la nuit, pendant trois à quatre jours. Dans ce même espace de temps, la malade a eu quelques vomissements, *deux épistaxis modérées* auxquelles, par parenthèse, elle n'était nullement sujette, et des crachats sanguinolents.

Un peu plus tard apparurent les différents signes de la bronchite, d'ailleurs tellement fréquente dans la maladie de

Bright que certains écrivains la nomment *bronchite rénale ;* mais, chose curieuse, le sentiment d'oppression était alors complétement disparu. J'omets le reste de l'observation, et je me borne à constater qu'au bout de deux mois la malade, complétement guérie, quittait l'hôpital.

Voilà bien une albuminurie aiguë accompagnée de troubles généraux graves en quelques jours : insomnie, céphalalgie, prostration, vomissements, angoisses, et parfois orthopnée. Nous avons pensé que de tels cas, entre autres, pouvaient s'accompagner de quelques écoulements sanguins, et notre prévision, du moins cette fois-là, n'a pas été trompée.

Citons aussi le résumé suivant d'une observation publiée dans le mémoire sur l'amaurose albuminurique, par M. Avrard (*Gaz. médic.*, 1853). L'œdème du tissu cellulaire sous-cutané et différentes variétés d'hémorrhagies se produisirent quasi au même moment.

Petite fille de neuf ans. Prodromes de la scarlatine le 30 octobre 1850, éruption scarlatineuse *facile* et de *moyenne intensité* le 31 et jours suivants; le 8, l'enfant se lève et se refroidit ; bientôt après malaise, fièvre, jactitation, cris aigus, gestes indiquant une céphalalgie et des coliques intolérables ; peu de temps après ces premiers accidents, elle urine du sang et se trouve *soulagée.*

Le 9, pouls à 100 et 104, paupières œdematiées. La sclérotique gauche est le siége d'une *suffusion sanguine* qui occupe toute la partie située au-dessous du diamètre transverse de l'œil. Toute la surface du corps est recouverte de *pétéchies. Les narines* et *les lèvres* sont abondamment encroûtées de sang desséché, amaurose, *évacuations sanguines abondantes* par l'urèthre et le rectum. Ces évacuations se répètent jusqu'au 12. Urines albumineuses. — Guérison.

Braun, cité par Wiéger dans huit cas de maladie de Bright avec anasarque sans éclampsie et terminés heureusement, a vu deux exemples de métrorrhagie. Cet auteur a cité aussi une observation d'apoplexie sanguine mortelle.

M. Blot, dans sa thèse de l'albuminurie chez les femmes enceintes (1), a essayé de mettre en lumière l'influence

(1) Thèse de Paris, 1849.

exercée par cet état sur l'hémorrhagie utérine après l'ac couchement. Dans cet important travail, auquel on peut reprocher, à la vérité, d'admettre trop facilement, à titre de métrorrhagie, de légers écoulements sanguins survenus immédiatement ou peu de temps après la parturition, on trouve un cas intéressant de foyer cérébral hémorrhagique dont je rapporterai le détail plus loin. « D'autres organes que » l'utérus, dit cet auteur, peuvent être le siége d'hémorrhagie » chez la femme enceinte albuminurique. Ainsi, chez l'une » de celles dont nous avons fait l'autopsie, nous avons rencontré une hémorrhagie du foie par points de la grosseur » d'un grain de millet occupant toute l'épaisseur du lobe » droit. » M. Devilliers rapporte l'observation d'une femme » albuminurique chez laquelle il n'existait pas de pléthore, » et qui eut pendant sa grossesse de nombreuses épistaxis. » Dans la thèse de M. Cahen se trouve une observation de » néphrite albumineuse avec hémorrhagie pulmonaire. La » séméiotique des urines, de Becquerel, en renferme un autre » exemple. Cette tendance aux hémorrhagies chez les femmes » enceintes albuminuriques ne peut donc être mise en doute. »

Enfin M. Fournier, dans sa thèse d'agrégation *de l'urémie*, écrit : « Je mentionnerai un symptôme intéressant dont je « dois la connaissance à M. le docteur Charcot. Ce savant » médecin m'assure que son attention a été souvent appelée » par M. Rayer sur la fréquence des épistaxis dans l'urémie. » Ces épistaxis s'observeraient surtout dans les prodromes » et seraient remarquables quelquefois par leur répétition. » On les rencontrerait aussi, mais plus rarement, dans le » cours des accidents nerveux. D'après Todd, on les rencontrerait plus spécialement dans les formes atrophiques. »

Il n'est peut-être pas sans utilité de rassembler quelques-uns des faits assez nombreux publiés çà et là, afin de mieux comprendre leur véritable signification. De cette façon, verra-t-on disparaître l'opinion dissidente de ceux qui, dans les hémorrhagies, ne voient que des circonstances étrangères à la maladie primitive, ou, en d'autres termes, qu'un objet de curiosité tant soit peu stérile. Il importe de signaler aussi que, bien que plus fréquent dans les lésions de Bright, ce symptôme se rencontre dans d'autres modalités d'altérations néphrétiques, dans toutes celles enfin où l'élimination par les reins des matières excrémentitielles est devenue par trop incomplète et insuffisante.

D'après cet exposé général, nul doute que les hémorrhagies dans les affections rénales, et en particulier dans la néphrite albumineuse, n'aient, surtout en Angleterre, appelé l'attention de quelques médecins. Je ne parle pas, bien entendu, de l'hématurie, bien connue de tous, et dont le mode d'origine est le plus souvent ici uniquement mécanique et l'effet d'une altération en grande partie locale.

Quoique ne pouvant pas déterminer d'une façon un peu rigoureuse dans quelle proportion se montre le symptôme qui fait le sujet de cette étude, nous concluons néanmoins de ce qu'il a été presque complétement négligé en France, qu'il est heureusement assez rare.

§ V.

L'épistaxis est incontestablement la forme que le genre d'accident dont il est question affecte le plus souvent. Bien des observateurs en ont rencontré un ou plusieurs exemples ; il nous a été donné d'en voir trois cas. On remarquera aisément que la coexistence de l'épistaxis et des hémoptysies, d'ailleurs peu abondantes dans ces conditions, est un fait relativement fréquent. Voici une autre observation à joindre à ce que j'ai rapporté plus haut.

Anasarque. — Dyspnée très-prononcée, malgré l'absence des signes physiques.—Hémoptysies.—Epistaxis abondantes et répétées.—Purpura.—Dégénérescence granuleuse des reins, très-avancée.

Le 28 janvier 1863, est entré dans la salle Saint-Jean, à l'hôpital Necker, Vossidière (Charles), âgé de trente-cinq ans, d'un tempérament sanguin, d'une vigoureuse constitution, maçon. Atteint de deux rétrécissements qui ont nécessité à plusieurs reprises la dilatation, il nous raconte avoir eu de fréquents accès fébriles, intermittents d'abord, ensuite continus dus en partie peut-être à un abcès urineux formé au mois de septembre 1862, et dont la guérison était complète au bout de trois semaines.

Le 20 novembre, à la suite d'une course assez longue, une sensation de gêne, de douleur même, se fait sentir aux jambes, et il s'aperçoit pour la première fois de leur enflure et que son visage est bouffi ; les urines sont examinées et trouvées fortement coagulables.

Le 18 janvier 1863, il reprenait ses occupations; mais trois ou quatre jours après, l'œdème se dessine de nouveau, et il se plaint pour la première fois d'oppression.

Le 28 janvier, voici ce que l'on constate : œdème des extrémités des mains et de la face, un léger degré d'ascite, aucune trace de fièvre, *dyspnée prononcée*, accompagnée de toux fréquente, suivie d'expectoration muco-salivaire aérée. La percussion et l'auscultation ne découvrent rien d'anormal, et on est étonné du contraste entre les troubles respiratoires objectifs et subjectifs. La paroi abdominale, la moitié supérieure des cuisses et la face antérieure du thorax offrent des *taches d'un rouge violet*, ne s'effaçant pas sous la pression, en tout conformes aux ecchymoses scorbutiques. L'urine, très-pâle, est très-riche en albumine et renferme des cylindres fibrineux transparents bien marqués et des cellules épithéliales granuleuses.

Le 30 janvier, l'œdème a un peu diminué, le purpura persiste.

2 février. Depuis deux jours, l'oppression a pris les proportions d'une *véritable orthopnée* et l'expectoration est visqueuse, noire, hémoptoïque. Tandis que tout faisait croire à l'existence d'une apoplexie pulmonaire, ou d'un engouement très-prononcé, chose singulière, le bruit respiratoire a les caractères normaux, et la percussion ne donne pas de matité. Anorexie, diarrhée, apyrexie, céphalalgie, insomnie. On supprime le nitrate de potasse administré jusqu'alors, et auquel on pourrait en partie attribuer l'hypersécrétion intestinale.

3 février. La dyspnée persiste, l'expectoration, moins abondante, est plus foncée qu'hier, elle ressemble à du chocolat épais.—Pouls à 90, large, tendu, hémorrhagique en un mot.

6 février. L'anhélation devient de plus en plus intense. Le malade a passé toute la nuit assis sur un fauteuil ; œdème énorme des membres inférieurs; de nouvelles taches de purpura ont apparu aux plis des aines et à la partie supérieure des cuisses. L'expectoration a de plus en plus les caractères hémoptoïques, et de nombreuses épistaxis assez abondantes se sont produites.

7 février. Douleur sourde dans le côté gauche de la poitrine ; à l'auscultation, gros râles muqueux, bruits du cœur normaux, expectoration *ut supra;* dans les dernières heures, des nausées continues, quelques vomissements.

Mort le 11 février.

Autopsie. — Rien dans la tête.

Poitrine. — Les poumons, examinés avec grand soin, n'ont offert qu'un léger degré de congestion par places. Le cœur était sain, sauf peut-être un peu d'épaississement du ventricule gauche.

Abdomen. — Reins profondément altérés et en voie d'atrophie. Capsule adhérente ; substance corticale presque partout très-pâle, amincie, ayant subi dans une large mesure la dégénérescence graisseuse, dans quelques points seulement, elle est encore congestionnée. A la surface, petites taches un peu saillantes, d'un blanc jaunâtre, du volume d'une tête d'épingle et au delà (1).

(1) Cette observation a été rédigée sur des notes qui m'ont été obligeamment données par mon ami le docteur Sorre.

Ce fait est remarquable, d'abord comme exemple de dyspnée fort prononcée malgré le silence de symptômes physiques, et ensuite par la présence d'épistaxis, d'hémoptysie, de purpura, ces deux circonstances ayant donné à la maladie une physionomie et un caractère particuliers. L'autopsie n'a montré dans le poumon aucun infarctus hémoptoïque; tout s'est borné à une transsudation ou à des ruptures capillaires, soit dans l'épaisseur du derme (purpura), soit à la surface de la muqueuse aérienne.

Je rapprocherai de l'observation précédente celle qui suit, à cause de certaines analogies qu'on peut y remarquer. Latour (1), à qui j'ai emprunté ce cas, en a sans doute donné une interprétation peu satisfaisante en admettant là un simple scorbut, maladie que jadis, avant surtout que l'on connût les travaux de Lind, on invoquait volontiers et beaucoup trop souvent.

Pendant quatre ans, G... n'a cessé d'être constamment affecté d'une prédominance lymphatique, que j'ai toujours crue scorbutique. Il était, en apparence, d'une forte complexion, mais aux yeux d'un médecin, son embonpoint factice s'annonçait par la *bouffissure* presque *constante des paupières* par l'abondance du tissu cellulaire toujours *légèrement* et *généralement infiltré*, par ses jambes qui ne cessaient jamais d'être *œdémateuses*,, enfin par la lenteur de la marche, sa disposition facile au sommeil. Quelquefois la grosseur des jambes diminuait et était l'indice infaillible que sa respiration allait prochainement devenir difficile. En effet, l'oppression, une voix voilée, la toux et une expectoration muqueuse considérable se déclaraient bientôt; cette excrétion muqueuse et abondante, et les efforts que le malade renouvelait pour l'aider, *donnaient souvent lieu à des saignements de nez, à des crachats sanguinolents*, dont la source venait des bronches et du poumon, tantôt de la membrane muqueuse de l'arrière-bouche et des narines. Quand les jambes étaient très-œdémateuses, les accidents arrivaient rarement; alors, elles étaient tachetées d'une éruption rouge qui semblait tenir de la nature des dartres. Souvent, *à travers les pores de la peau, le sang venait par gouttes* qui teignaient légèrement les bas; dans ce cas, les démangeaisons étaient inséparables de cet état. G... ne pouvait s'empêcher alors de brosser ses jambes avec une vergette anglaise très-douce; ce moyen ou simplement les frictions avec la main suffisaient pour déterminer aussitôt une *rosée de sang* dans toute l'étendue de l'œdème, qui, pour peu qu'elle durât, affaiblissait le malade et augmentait sa bouffissure. (Voyez l'observation 810.)

(1) *Histoire philosophique et médicale des causes des hémorrhagies.* Paris, 1815, p. 309.

Lorsque le malade se plaignait de douleurs de tête, il s'assoupissait involontairement, et dès qu'il était dans son lit, la tête un peu élevée, il s'endormait à l'instant, et son sommeil devenait effrayant par le ronflement et la stupeur qui l'accompagnaient. Quelquefois il lui survenait une *hémorrhagie nasale*, qui soulageait principalement la tête pendant seulement quelques jours. Un hydrothorax a terminé les jours du malade un an après ces derniers accidents.

Publié à une époque où l'hydropisie rénale n'avait pas encore été étudiée, cet ensemble de symptômes nous paraît avoir beaucoup plus de rapports avec l'anasarque albuminurique qu'avec toute autre affection, voire même le scorbut. La respiration, est-il dit, ne devenait courte et anxieuse qu'au moment où l'œdème des jambes, par cette mobilité des infiltrations du mal de Bright, envahissait les poumons. C'est au milieu de ces circonstances que le malade a eu de fréquents saignements de nez et des crachats sanguinolents, dont la source était dans toute l'étendue de l'arbre aérien. De même qu'il existait une sorte de balancement ou d'antagonisme entre l'œdème des membres inférieurs et du poumon, de même les écoulements sanguins n'avaient jamais lieu à la fois par les jambes et par les voies aériennes. Ici, l'issue du sang et l'infiltration du sérum dans le tissu cellulaire ont semblé très-souvent se confondre dans le mécanisme de leur production.

L'hémorrhagie nasale soulageait principalement la tête pendant seulement quelques jours. Morgagni, dans sa lettre de la suppression d'urine, rappelle, d'après un cas publié dans les *Ephémérides des curieux de la nature*, que, chez une femme qui éprouvait déjà le goût et l'odeur de l'urine dans la bouche, le vomissement de sang et son écoulement par le nez furent utiles; mais ils ne le furent que pour prolonger la vie jusqu'au trentième jour.

Nous trouvons dans la thèse de M. Lécorché (1) deux faits dont voici le résumé :

(1) Lécorché, *De l'altération de la vision dans la néphrite albumineuse.* Thèse de Paris, 1857.

Œdèmes. — Amblyopie. — Urines coagulables. — Dyspnée. — Plusieurs épistaxis. — Altérations des reins.

Une femme, âgée de vingt-trois ans, entra à l'hôpital de la Charité, dans le service de M. Rayer, le 18 novembre 1857.

Constitution en apparence assez faible. — Deux fausses couches en un an, à l'hôpital Beaujon. Après la dernière, ses jambes enflèrent pendant quelque temps. Au bout de quelques mois, céphalalgie intense et presque continue, Enflure des jambes surtout le soir, affaiblissement de la vue. — Par la chaleur et l'acide nitrique, on décela une proportion considérable d'albumine.

Région rénale non douloureuse, fonctions digestives régulières, respiration naturelle; mais la vue baissa peu à peu et six semaines après son admission, la cécité était complète.

Le 10 février 1858, céphalalgie aussi intense qu'au début, étouffements. insomnie, perte d'appétit, des *épistaxis, que l'on rencontre souvent à une période avancée de la néphrite albumineuse chronique,* surviennent la nuit avec abondance et se succèdent pendant cinq jours.

Le 1er février, agitation, pouls fréquent, anorexie complète, *dyspnée extrême*, nuit sans sommeil; la malade reste sur son séant pour faciliter sa respiration. Râles sous-crépitants, surtout à droite, battements de cœur intenses, urine toujours albumineuse.

Les 19 et 20 février, l'épistaxis reparaît, elle cesse le 21.

Le 22 février, dyspnée intense, un peu de matité à droite, râles nombreux, mort dans la nuit.

Autopsie. — Reins moins volumineux qu'à l'état normal, surtout le droit, dont le poids est peu considérable (60 grammes), capsule blanchâtre, très-adhérente, surface du rein droit comme lobée. Dans les deux reins, la substance corticale est pâle et décolorée. Substance tubuleuse un peu plus pâle qu'à l'ordinaire. Ventricule gauche hypertrophié, sans aucune altération des orifices. Poumons œdémateux.

Anasarque. — Dyspnée intense. — Urines albumineuses. — Épistaxis. — Amblyopie. — Accouchement à sept mois et demi. — Fréquentes hémorrhagies utérines.

Une domestique, trente-six ans, entre à l'hôpital Lariboisière; cette femme n'avait jamais été malade, mais en 1857, au bout de quelques mois de gestation, elle eut de l'enflure des jambes et un peu d'ascite, urines albumineuses. L'anasarque devint bientôt excessive; à trois reprises, la malade eut de tels accès de dyspnée, qu'on mit en question l'accouchement prématuré; elle fut prise d'épistaxis, la vue baissa subitement. Accouchement en janvier, à sept mois et demi, sans attaque d'éclampsie. Vers le 15 avril, l'état de la malade restait à peu près le même; jambes et face œdématiées, les épistaxis n'avaient plus reparu, mais la malade éprouvait de fréquentes hémorrhagies utérines, qui toujours coïncidaient avec une diminution plus considérable de la vision; l'urine était toujours très-albumineuse, œdème rétinien. Pas d'autres détails.

Publiés en vue uniquement de l'amblyopie, sans avoir été

le texte d'aucune autre remarque, ces deux faits offrent assurément un grand intérêt par la coexistence de troubles dyspnéiques fort caractérisés et de certains écoulements sanguins. Il est impossible de regarder ces épistaxis et ces métrorrhagies répétées comme autant de phénomènes détachés et indépendants de la maladie.

Voici un cas emprunté à Héaton (1), où la dyspnée albuminurique ou mieux toxémique est portée excessivement loin.

Jambes œdémateuses sans ascite ni œdème d'aucune autre région. Urines pâles, 1010 p. sp, qui précipitaient très-abondamment par la chaleur et l'acide nitrique.— Débilité considérable, épigastralgie, anorexie complète, vomissements, pesanteur de tête, somnolence, dyspnée, que les signes physiques n'expliquaient nullement. Deux ou trois épistaxis. Croyant à une dyspnée de caractère simplement asthmatique, on administra de l'extrait de datura-stramonium, qui ne soulagea que pendant un ou deux jours. Parfois la position horizontale était tout à fait impossible. La dyspnée devint bientôt de l'orthopnée, elle fut suivie d'agitation bruyante et délirante, alternant avec l'état comateux.

J'ajouetrai que Héaton constate formellement l'impossibilité de se bien rendre compte des conditions d'une pareille dyspnée autrement que par l'altération du sang surchargé, dit-il, de carbone et de nitrogène. Toujours est-il que les lésions anatomiques du parenchyne pulmonaire, congestives ou exsudatives, sont loin d'être toujours en raison directe du trouble fonctionnel. Il importe de signaler aussi que de petites doses de spiritueux, eau-de-vie, etc., ont paru à cet auteur avoir parfois amoindri pour quelque temps ce pénible symptôme.

Voici l'extrait d'un fait publié par Johnson (2).

R... trente ans, cultivateur. Sobre, a été mouillé il y a sept mois, et il a gardé pendant cinq à six heures des vêtements très-humides. Depuis lors, faiblesse, frissons, oppression, céphalalgie, pâleur, face et mains bouffies. Depuis six semaines, douleurs épigastriques, météorisne après chaque repas. Il y a environ un mois, *épistaxis* qui dura *vingt-quatre heures*, et qui augmenta de beaucoup la faiblesse ; des troubles de la vue intenses existaient déjà. Respiration très-courte, cœur normal, digestions lentes, urine médio-

(1) *On different formes of granular diseases of the Kidney* (*London med. Gaz*, 1844).

(2) Pidoux, *Union médicale, loc. cit.*

crement albumineuse vers la fin, renfermant des cellules épithéliales et des cylindres fibrineux, vomissements fréquents.

Autopsie. — Substance corticale atrophiée et parsemée de nombreuses granulations; anémie partielle.

J'emprunte à mon cher maître (1) les détails suivants :

« Un homme entré une première fois dans mon service, sans signes apparents de maladie de Bright, ne se plaignait que d'une gêne légère de la respiration et d'un peu de point de côté, on entendit dans cette région quelques bulles de râle crépitant; il y avait de la toux, et avec cela un mouvement fébrile assez faible. C'en fut assez pour qu'on crût à l'existence d'une pneumonie. Une saignée fut faite non couenneuse, et, après quelques jours, le malade sortit débarrassé de tout cela. Mais il ne tarda pas à rentrer, cette fois généralement infiltré, d'une pâleur mate, horriblement dyspnéique, et présentant surtout un œdème pulmonaire considérable. Le jour même de son entrée, il éprouva une épistaxis excessivement abondante, après laquelle l'anasarque se développa à un très-haut degré. L'albuminurie était en proportion. C'est un des malades qui a succombé à des accidents cérébraux, et chez lequel le cerveau n'a présenté aucune lésion importante. »

Mais, ainsi que je l'ai déjà fait sentir, des affections rénales, autres que le mal de Bright, peuvent, dans certains cas, déterminer certaines pertes sanguines, et en particulier l'épistaxis. Julia Fontenelle a relaté l'histoire que voici (2) :

Suppression d'urine chez un sujet n'ayant qu'un rein, et dont l'orifice supérieur de l'uretère se trouva hermétiquement bouché par un calcul.

« M. J. J., négociant, d'une constitution athlétique et d'un tempérament sanguin, après avoir éprouvé des chagrins violents, se rendit en Italie, d'où il revint au bout de trois ans, et après avoir recouvré sa tranquillité; il était alors âgé de quarante-huit ans et jouissait d'une assez bonne santé, sauf quelques coliques qu'il éprouvait de temps en temps et qu'il attribuait aux vins et aux eaux-de-vie qu'il dégustait journellement, en raison de son commerce. Un jour, après s'être livré à une colère violente, il fut atteint d'une forte colique *et d'une suppression d'urine totale.* Quelques bains de corps, le petit lait nitré firent cesser en peu de temps ces deux symptômes. Même accident trois mois après, et pour semblable cause. Enfin deux mois s'étaient à peine écoulés, lorsque à la suite d'une colère violente il éprouva de fortes coliques et une nouvelle suppression d'urine; un médecin ayant été appelé, le malade fut immédiatement sondé, sans *trouver une goutte d'urine* dans la vessie. Le lendemain, le malade est sondé de nouveau ; l'opération n'a aucun résultat et la fièvre se déclare ; le troisième jour, quinze sangsues sont appliquées

(1) Pidoux, *Union médicale, loc. cit.*

(2) *Archives générales de médecine*, 1re année, t. II, p. 577.

sur la poitrine, le malade paraît soulagé et rend naturellement quatre onces d'une *urine claire, incolore et presque point chargée de principes salins.*

Le quatrième jour, la fièvre augmente et il survient une hémorrhagie nasale très-forte; on pratique une saignée du pied; le malade sécrète environ deux onces d'urine semblable à la précédente. Le sixième jour, *cette hémorrhagie devient si forte que tous les moyens propres* à l'arrêter se trouvant *insuffisants*, il fallut recourir au tamponnement. Une nouvelle saignée fut pratiquée et un lavement émollient administré; légère émission d'urine, mais l'état du malade s'aggrave fortement. Le huitième jour, le malade meurt.

L'autopsie cadavérique n'offrit rien d'extraordinaire dans aucune cavité, ni dans aucun organe; mais nous fûmes étonné de trouver dans le côté gauche ni rein, ni aucune trace d'uretère. Nous examinâmes de suite le côté droit, et nous vîmes un rein d'un volume cinq fois plus gros que dans l'état ordinaire, dont l'uretère était distendu à l'orifice supérieur; le rein était dans la position ordinaire de cet organe et non transversalement. Nous crûmes que ce volume devait être causé par une hydropisie à laquelle nous attribuâmes d'abord cette suppression d'urine, mais nous fûmes bien surpris de le trouver sain, sans aucun calcul, *ni sans une seule goutte* de sécrétion. Un calcul bouchait hermétiquement l'orifice supérieur de l'uretère. Ce calcul, d'une couleur jaune fauve, ayant la forme d'une amande et pesant environ 5 grammes, était engagé aux trois quarts dans l'uretère. Sa composition, comme celle de la plupart des calculs qu'on trouve dans les reins, était donc formée par l'acide urique. Ce fut sans doute du moment que le calcul sortit du rein et s'engagea dans l'uretère, que le malade sentit les premières atteintes de son mal; dès lors cet organe cessa d'exercer ses fonctions, comme le prouve, non la suppression de l'urine qui eût pu avoir lieu par la seule action mécanique du calcul, mais l'état du rein qui ne contenait pas une goutte d'urine.

Je ferai remarquer seulement que ces épistaxis abondantes survenues pour la première fois le quatrième jour d'une véritable suppression d'urine chez un homme d'une forte constitution, ne pourraient en aucune façon être mises sur le compte d'une cachexie ordinaire. Bien évidemment, l'agent principal consiste en cette insuffisance ou suppression même de la sécrétion urinaire, bien capable d'engendrer, et en peu de temps, des altérations graves du sang. La qualification d'urémique, pour une pareille hémorrhagie, nous paraît ici tout à fait exacte.

Vomissements. —Urines rares, puis complétement supprimées. — Douleurs dans les reins. — Hémorrhagies abondantes par le nez. — Mort. —Inflammation de la substance rénale, des membranes, du bassinet, des uretères (1).

Un jeune homme, après avoir éprouvé une fièvre quotidienne, eut ensuite des douleurs dans les membres et de *violents vomissements.* Au bout de quelques semaines, il était dans un état d'épuisement considérable, et paraissait tout à fait cachectique ; les efforts de vomissements continuaient ; de temps en temps il vomissait une petite quantité de mucosité bilieuse. Il avait en outre de la constipation, un goût affreux dans la bouche ; la langue était jaune et chargée ; le visage et les extrémités étaient pâles ; la peau était très-sale, le pouls était peu accéléré, mais petit et quelquefois tremblotant. Il n'y eut pas d'émission d'urine pendant deux jours ; cependant on ne remarquait pas de gonflement dans la région de la vessie, et le malade ne se plaignait pas encore de douleurs dans la région des lombes ; on ne retira pas d'urine par le cathétérisme ; le troisième jour, l'ischurie continuait ; le malade se plaignait de tiraillements dans le dos et dans les cuisses ; deux fois il fut pris de *violents saignements de nez*, après lesquels il dormit plusieurs heures. Le quatrième jour, le malade se sentit un peu mieux, après un nouveau saignement de nez. Il se plaignait d'une augmentation de douleurs dans les lombes et de tension dans les cuisses, qui étaient froides au toucher ; il n'y avait point encore d'urine. Le cinquième jour, il n'y eut encore ni émission d'urine, ni évacuation. Le sixième jour, il y eut une selle assez abondante, du ténesme, des crampes, et il rendit une petite quantité d'urine d'un brun foncé ; l'état du malade empirait beaucoup : il eut des efforts de vomissements très-pénibles et des vomissements, avec hoquets fréquents. Un *nouveau saignement de nez* très-abondant eut lieu et n'apporta aucun soulagement ; la tête devint lourde ; le soir, vomissements bilieux avec efforts, suivis d'un *saignement de nez considérable.* Le septième jour, collapsus général depuis la veille ; le pouls était large et onduleux. Le huitième jour, l'état du malade s'était beaucoup amélioré, quoique les vomissements et les saignements de nez se fussent reproduits. La rétention d'urine continuait obstinément, et elle était accompagnée d'un sentiment pénible de plénitude dans l'estomac. La sueur et le liquide vomis avaient une odeur d'urine qui n'était pas méconnaissable. Le neuvième jour, le vomissement urineux et bilieux revenait de temps à autre ; la bouche était sèche et amère, la langue pâle et couverte d'un enduit sale, jaunâtre ; il n'y avait pas d'excrétion d'urine. Le dixième jour au matin, le saignement de nez se reproduisit avec une telle abondance qu'il y eût 6 livres de sang perdues en très-peu de temps : le sang coulait sans interruption et se répandait en même temps dans l'arrière-gorge, en provoquant une toux violente. L'ischurie continuait ; le soir, vers dix heures, le saignement de nez colliquatif revint ; en deux heures, la perte de sang se monta à 10 livres. La mort arriva vers minuit, après de fortes convulsions.

A l'autopsie, on trouva les deux reins très-augmentés de volume et très-

(1) Naumann, *Handbuch der medicinischen Klinik*, VI (citation empruntée à M. Rayer, *loc. cit.*).

enflammés à leur surface et dans leur intérieur; la membrane externe de ces organes était lisse, marbrée et d'un rouge de sang. La substance des deux reins était d'une couleur pourpre très-foncée et gorgée de sang; l'inflammation s'était aussi étendue aux calices et aux bassinets des reins. La substance du foie était molle; rien autre de particulier.

Il est superflu d'insister sur la haute signification de ce fait, où pendant une anurie aussi complète que possible, avec odeur urineuse de la sueur, des matières vomies, etc., des accidents hémorrhagiques prirent en fort peu de temps une intensité si remarquable.

L'observation 50 de l'ouvrage de M. Rayer est encore un exemple d'épistaxis chez un malade dont l'autopsie vint découvrir un double obstacle au cours de l'urine, siégeant dans le bassinet à gauche et dans l'uretère à droite, et de nombreux kystes avec lésions inflammatoires du parenchyne.

Aran, dans ses leçons de l'Hôtel-Dieu, a retracé le fait suivant (citation empruntée à la thèse sur l'urénie, de Fournier, p. 79).

« Jeune homme d'une très-forte et très-robuste constitution, n'ayant jamais eu d'autre maladie qu'une fièvre d'accès. Entré à l'hôpital pour un œdème des membres inférieurs et de la face, survenu depuis quinze jours environ. Diminution de l'appétit, un peu de céphalalgie, courbature dans les membres, apyrexie, épanchement pleurétique assez peu considérable du côté gauche; intelligence normale; les urines, examinées à plusieurs reprises, ne sont ni *albumineuses* ni *sucrées*. L'état de ce malade n'inspirait en définitive aucune inquiétude : aussi étais-je parfaitement convaincu que dans peu de jours il sortirait guéri, quand tout à coup il survient après un violent mal de tête une *épistaxis* abondante et du délire dans la nuit.

Le lendemain, face bouffie, sans expression, yeux ouverts largement, pupilles très-fortement dilatées et insensibles à l'action de la lumière, intelligence complétement abolie, impossibilité d'obtenir une réponse, nulle paralysie, sensibilité complétement émoussée. Respiration précipitée, stertoreuse; pouls de 40 à 44. Quelques heures après, le malade avait succombé.

A l'autopsie, les deux reins mesurent chacun près de vingt centimètres verticalement, sont complétement détruits et convertis en deux énormes kystes renfermant un liquide aqueux, parfaitement transparent et non albumineux.

L'analyse du sang nous fait voir que l'albumine n'y existe plus que dans la proportion de 51 pour 1000 au lieu de 70 ou 80; et de plus, au microscope, on peut constater une sorte de diffluence générale des globules. »

Qu'est-ce qui ressort de ce fait? L'ensemble des symptômes, leur apparition soudaine, leur enchaînement, tout nous paraît signaler que, conséquemment au travail destructif siégeant dans les reins, une congestion encéphalique s'est manifestée, et dont les premiers symptômes ont été la céphalalgie et l'épistaxis abondante. Cette sorte de congestion, bien loin d'être un fait rare dans les maladies de l'appareil urinaire, a été même nettement remarquée, mais à tort attribuée à une cause exclusivement mécanique.

« Lorsqu'un malade, dit M. Civiale, a été longtemps tour-
» menté par des difficultés d'uriner, indépendamment de la
» rétention d'urine qui le menace, il est fortement exposé
» aux congestions sanguines vers le cerveau; on ne saurait
» croire combien est grand le nombre d'individus qui suc-
» combent à l'apoplexie déterminée de cette manière : les
» congestions vers le poumon sont plus rares que celles qui
» se font vers le cerveau. »

Nous avons là en quelque façon la transition pour arriver à un rapide examen des complications par hémorrhagie cérébrale.

En résumé, de tout ce qui précède, on peut tirer les conclusions suivantes :

1° Les épistaxis en question sont remarquables, en général, par leur abondance et même par leur répétition ;

2° Elles paraissent se montrer préférablement dans les cas où la dyspnée urémique acquiert une certaine importance.

3° Dans cette variété et dans certains cas de troubles encéphaliques, de nature probablement congestive, elles peuvent se montrer avec les premiers symptômes.

4° Elles peuvent être causées par toutes les affections graves des deux reins, mais en particulier par la maladie de Bright.

5° C'est tout à fait exceptionnellement que, par leur abondance, elles sont devenues un véritable danger.

6° Elles coïncident assez souvent avec d'autres hémorrhagies.

§ VI.

La congestion encéphalique n'étant pas un fait rare dans les affections rénales, rien d'étonnant que dans un organe tel que le cerveau où les artères paraissent avoir des parois plus délicates que dans la plupart des autres viscères, il se forme là dans ces mêmes conditions un véritable foyer sanguin. On pouvait en quelque manière prévoir que par ordre de fréquence, l'hémorrhagie cérébrale viendrait ici immédiatement après les épistaxis. C'est, en effet, ce qui peut être établi par l'observation. D'après ce que nous avons indiqué plus haut, d'après les quelques exemples que nous allons rapporter, ces hémorrhagies siégeraient de préférence dans les membranes ou au centre même du cerveau, dans les ventricules latéraux.

La quantité de liquide extravasé paraît en général considérable, aussi plus d'une fois l'encéphale a été trouvé distendu, les deux ventricules complétement remplis, et communiquant directement entre eux par la rupture du septum lucidum : dans d'autres circonstances, on voit une large quantité de sang infiltrée ou épanchée dans la cavité de l'arachnoïde, plus rarement a-t-on rencontré des foyers dans d'autres points de l'organe, ou en même temps dans la substance cérébrale et dans les membranes. Leur mode de début a été quelquefois brusque, et l'apoplexie rapidement mortelle; ce serait là, d'après Williams, le fait plus ordinaire; néanmoins, dans certains cas, ces collections sanguines ont mis plusieurs heures avant d'atteindre leurs dimensions. A propos d'un symptôme signalé assez souvent, les mouvements convulsifs, rappelons que pour bien distinguer ce qui est propre à l'intoxication urémique pure et simple, de ce qui revient à la présence d'un foyer sanguin, il faudra considérer que l'absence de paralysie proprement dite est la règle dans le premier cas. Le siége de l'hémorrhagie dans les ventricules ou dans l'arachnoïde est une circonstance qui doit amener presque toujours des convulsions.

Le système vasculaire n'a pas toujours présenté d'altérations apparentes, mais tout porte à croire néanmoins qu'à mesure qu'on examinera sa structure plus attentivement, on trouvera de moins en moins souvent cette intégrité dans l'arbre artériel surtout, soit dans la maladie de Bright, soit dans d'autres affections rénales, telles qu'inflammations chroniques, calculs, etc., etc. On connaît déjà dans ces différents états de l'économie, les lésions cardiaques affectant surtout le ventricule gauche (Traube); mais d'une manière générale l'état des capillaires et des artères n'a pas à beaucoup près fixé suffisamment l'attention.

Déjà, à l'occasion du rein amyloïde, j'ai indiqué l'existence d'une lésion analogue dans le système artériel du tube digestif, j'ajoute ici que sa dégénérescence granulo-graisseuse, athéromateuse n'accompagne pas moins souvent les autres variétés d'altération rénale.

La solidarité du cœur et des vaisseaux, si manifeste dans leur fonctionnement régulier, n'est aucunement effacée à l'état pathologique; elle devient au contraire beaucoup plus apparente encore.

Outre l'état du liquide sanguin, il faut donc compter très-souvent avec ces altérations vasculaires, qu'une diathèse, l'arthritis, la scrofule, etc., peut développer en même temps que les reins deviennent le siége de maladie.

Arrivons à quelques faits particuliers. Dans le livre tout récent de Goodfellow, sur les maladies des reins, on peut lire le détail suivant :

« Un cas très-intéressant de transsudation de sérum dans quelques parties et de sang dans d'autres, à la suite d'une intoxication urémique, a été dernièrement vu dans cet hôpital (Middlesex hospital College).

» Une jeune femme enceinte, presque à terme, fut frappée de convulsions épileptiformes, revenant par intervalles de cinq à quinze minutes ; chaque accès durait de deux à cinq minutes et était suivi de coma complet jusqu'au paroxysme suivant. Cet état persista jusqu'à la mort, survenue le soir du même jour. Cette femme s'était plainte, la veille de son attaque, de céphalalgie et de malaise général. L'anasarque était considérable et l'on voyait des taches de purpura sur quelques points du corps. »

A l'autopsie, on découvrit un épanchement sanguin abondant sous l'arachnoïde; dans les mailles de la pie-mère, surtout du côté droit, des taches ecchymotiques étaient parsemées à la surface du péricarde, de la plèvre viscérale et dans le foie. Le péricarde renfermait environ deux onces de fluide sanguinolent. Les poumons étaient gorgés de sang et présentaient des noyaux apoplectiques dont quelques-uns d'un volume remarquable.

Les capsules fibreuses sont légèrement adhérentes, les deux reins sont beaucoup plus larges qu'à l'ordinaire, la substance corticale est pâle. Le microscope permet de reconnaître que les tubulis sont remplis de matière granuleuse et que la trame de l'organe renferme une abondante quantité de tissu conjonctif de formation récente.

Voilà donc tout ensemble un exemple d'apoplexie méningé et de purpura hemorrhagica. Voici en extrait l'observation 21 de la thèse de M. Blot :

Primipare, dix-huit ans et demi. Anasarque, urine fortement albumineuse, présentation du sommet, contractions très-faibles, application de forceps trois jours après le début des douleurs, fœtus hydrocéphalique, céphalotripsie. Après la troisième tentative, la tête n'ayant pu être extraite, on administre avec avantage 2 grammes d'ergot de seigle. Délivrance facile suivie de l'issue de deux verres de sang fluide, bien que l'utérus fût cependant parfaitement revenu sur lui-même. Peu de temps après, nausées, quelques vomissements, pâleur générale, agitation ; le soir du même jour, six heures après la délivrance, syncope, perte instantanée de la sensibilité, abolition complète des mouvements, membres froids, pouls imperceptible ; mort quarante minutes après.

Autopsie. — Au-dessous de la moitié droite de la tente du cervelet, il existe un caillot de sang noir peu consistant, long de 4 centimètres, large d'un centimètre, épais de 4 à 5 millimètres. — Tout l'encéphale, examiné avec le plus grand soin, n'offre aucune autre particularité.

Les reins sont volumineux, la substance corticale est d'un jaune fauve hypertrophié. La capsule fibreuse adhère sur quelques points.

Je crois devoir rapporter succinctement les deux faits suivants, empruntés au mémoire de Ménière « sur l'hémorrhagie cérébrale considérée pendant la grossesse, pendant et après l'accouchement », publié en 1828, dans les *Archives de médecine.*

Femme de trente-cinq ans, primipare, taille moyenne, peu robuste; tourmentée depuis six semaines par *un œdème considérable* des membres inférieurs, entre à l'Hôtel-Dieu en 1824. — Travail régulier, à terme. Après la rupture des membranes, l'accouchement se fit en une seule douleur, malgré la primiparité et le gonflement énorme des grandes lèvres; fœtus et arrière-faix expulsés en masse.

Enfant bien portant, utérus rapidement revenu à un volume convenable, écoulement par le vagin d'une médiocre quantité de sang en partie coagulé, pouls calme; mais l'expression du visage et la vivacité des paroles indiquaient une certaine exaltation dans les idées.

Quatre heures après l'accouchement, la malade perd connaissance sans qu'on ait aperçu aucun phénomène précurseur. Mort six heures après la lésion des organes cérébraux.

Autopsie. — Cerveau volumineux, membranes d'enveloppes distendues, circonvolutions aplaties et effacées. Septum médian détruit, les deux ventricules latéraux sont largement distendus par une grande quantité de sang en partie coagulé. La couche optique gauche, profondément déchirée, est la source de cette hémorrhagie. Les vaisseaux du cerveau étaient dans l'intégrité qu'ils présentent chez les sujets de son âge. Nulle mention des autres organes.

Ainsi que Ménière le fait remarquer, il n'est guère possible d'admettre avec Leloutre, duquel il tenait cette observation, que ce soit la contraction violente nécessitée par une parturition très-rapide qui ait déterminé cette hémorrhagie cérébrale; car, s'il en eût été ainsi, cet intervalle de quatre heures entre l'accouchement et l'invasion des symptômes n'aurait assurément pas existé.

Il y a un point qui nous frappe. C'est l'œdème considérable des membres supérieurs et l'œdème énorme des grandes lèvres. C'est là en même temps une particularité que ces deux médecins ne prirent et ne pouvaient prendre en considération; car de tels faits en étaient encore à attendre leur interprétation, qui ne devait être trouvée que quelques années plus tard, grâce surtout aux travaux émanés de l'école de Guy's hospital.

Remarquons qu'une seule douleur ayant suffi chez une primipare à expulser en masse le fœtus et le placenta, il n'est pas vraisemblable que les infiltrations séreuses signalées aient été le résultat d'une distension trop grande du globe utérin et partant d'une compression excessive sur l'appareil veineux correspondant.

Je reconnais avec tout le monde l'incertitude et les difficultés inévitables lorsqu'il s'agit de commenter des faits, dépourvus de quelques-uns des éléments d'une exacte analyse, nous pensons toutefois que c'est probablement là un exemple d'albuminurie, ayant débuté pendant la gestation et ayant fini par provoquer ces accidents apoplectiques, de même qu'en d'autres circonstances cette affection se complique de désordres éclamptiques.

Il est facile de se persuader que des lésions rénales analogues à celles indiquées dans les observations précédentes pouvaient à cette époque passer très-souvent inaperçues.

Nous préférons donc invoquer une altération du sang préparée en quelques semaines ou en quelques mois plutôt que de supposer la simple influence de chagrins, de privations, d'une impression morale, etc., etc.

L'observation suivante du même auteur paraît encore plus concluante.

Femme de quarante ans, robuste, enceinte pour la troisième fois, atteinte, au quatrième mois de sa grossesse, d'un œdème énorme des pieds, des jambes, et peu à peu de tout le corps. Au septième mois, elle entra à l'Hôtel-Dieu, tourmentée par une dyspnée excessive, ne pouvant manger ni dormir, ni même se coucher ; les grandes lèvres étaient très-volumineuses. Vers le huitième mois le travail se déclara, et il ne présenta rien de particulier. L'enfant, de même que le placenta et le cordon, était infiltré et dur. Pendant les six jours qui suivirent l'accouchement tout se passa dans l'ordre ; mais, à cette époque, l'émotion de voir une femme succomber dans un lit voisin fut suivie d'une vive céphalalgie au côté gauche du front, et la malade fut prise de fièvre, d'agitation et d'un peu de délire.

Le lendemain, déviation de la face à gauche, langue inclinée à droite, pupilles dilatées, bras droit peu mobile. Respiration stertoreuse, écume à la bouche ; à la fin du neuvième jonr, la mort arrive dans un profond coma.

Autopsie. — Les membranes d'enveloppe du cerveau sont fortement distendues, il existe une infiltration séreuse limpide très-abondante. Ecchymoses brunes sur quelques circonvolutions ; substance blanche fortement ponctuée en noir. Ventricule gauche rempli par un caillot du volume d'un œuf de poule, situé en dehors et en avant du corps strié. Les artères de la base du crâne sont saines. Dans les autres cavités, il ne paraissait pas y avoir d'autres organes malades.

Il y aurait lieu d'être surpris, si l'on oubliait ce qui a été rappelé, il y a un instant, à l'égard de certaines lésions rénales, que l'autopsie n'ait rien révélé pour expliquer l'anasarque si intense et les autres symptômes qui ont fini par entraver le cours de la grossesse. Établissons seulement que le résultat nécroscopique d'accord avec le fait clinique, met hors de cause l'existence d'une affection organique du cœur, puisque cet organe ayant dû faire l'objet d'un examen particulier, on aurait aisément reconnu ses altérations.

L'émotion éprouvée par la malade, à la suite d'un fait, je dirai volontiers journalier dans un hôpital, peut à la rigueur avoir joué le rôle de cause occasionnelle, mais rien de plus. Nous ne saurions admettre en aucune façon que cette circonstance à elle seule ait fait surgir un mouvement congestif, suivi au bout d'un certain temps de l'issue du sang, produite probablement ici petit à petit, plutôt que d'une manière brusque et instantanée. En même temps que le caillot ventriculaire se constituait, il s'effectuait par un mécanisme peut-être analogue, l'épanchement de cette sérosité limpide et abondante trouvée à l'autopsie.

M. le professeur Tardieu a rapporté le cas suivant (1) :

Un jeune homme de dix-huit ans, devenu hydropique à la suite d'une scarlatine, fut traité dans le service de M. Rayer. Alors il n'eut point d'albuminurie, et il quitta l'hôpital en convalescence, mais conservant encore un peu d'infiltration. Cinq semaines après, il revint affecté d'œdème considérable, d'une ascite et d'une albuminurie bien marquée. Le 26 février, il est pris d'une attaque épileptiforme, reste pendant deux jours dans le coma, puis reprend toutes ses facultés et semble aller mieux. Au bout d'un mois, une attaque semblable se manifeste et est suivie de mort en quelques heures. L'urine avait cessé d'être albumineuse, les deux derniers jours. A l'autopsie, on a trouvé un foyer apoplectique à la partie postérieure de l'hémisphère gauche du cerveau, du volume d'un petit œuf de pigeon, rempli de caillots sanguins, qui forment une bouillie liquide, et dont la formation paraît remonter à un mois environ, époque à laquelle ont paru pour la première fois les accidents cérébraux. On a trouvé de plus le tissu cellulaire sous-arachnoïdien infiltré de sérosité, les poumons œdémateux, le cœur sain, à part une petite collection séreuse vers l'extrémité inférieure du péricarde.

Dans l'abdomen, tous les viscères avaient une teinte lavée ; on voit dans la rate des taches blanchâtres. Les reins offrent les caractères de la maladie de Bright, à la seconde période, ils offrent un piqueté rouge et un commencement d'anémie jaune. M. Tardieu appelle l'attention sur cette coïncidence de l'hémorrhagie cérébrale et de la maladie de Bright, qui est extrêmement rare.

(1) *Bullet. de la Société anatomique*, 1841.

M. Pidoux (1) rappelle aussi que chez un de ses malades atteint de maladie de Bright, mort subitement à la suite d'accidents apoplectiques, on a trouvé un épanchement sanguin considérable dans un des ventricules latéraux, sans déchirure appréciable de la substance cérébrale.

Heaton rapporte un exemple d'épanchement sanguin double dans les ventricules cérébraux chez une femme atteinte d'une albuminurie chronique avec anasarque et des accidents dyspnéïques très-marqués. Les jambes étaient en même temps le siége de purpura. Ici encore vient se placer un fait extrait de l'ouvrage de Basham (*Maladies des reins*, page 97, London, 1862).

Un homme de cinquante ans, peu sobre, sentait diminuer ses forces depuis six mois et plus encore depuis huit jours. Au bout de ce laps de temps, il se manifesta l'œdème des pieds et des jambes, de la bouffissure du visage et de la dyspnée. L'urine devint peu abondante et foncée.

Bientôt l'œdème se généralisa et prit l'aspect caractéristique de l'hydropisie rénale; la peau était d'un blanc d'albâtre. Respiration faible, sans râles, toux fréquente, sans expectoration, pouls à 80, bruits du cœur normaux. Urine claire, médiocrement albumineuse, p. sp. 1018. En quelques jours, l'œdème disparut, hormis au niveau des malléoles. Il restait des nausées et des douleurs dans les reins. Le traitement consista dans l'usage du jalap, de la crème de tartre, de la digitale, du tartrate et du bicarbonate de potasse.

Au bout de quelques jours l'œdème avait reparu de plus belle; dans les urines on trouvait des cellules épithéliales, des cylindres granuleux et stéatosiques. Nouvelle amélioration en l'espace de six semaines. On avait prescrit en outre du citrate de fer et d'ammoniaque. L'examen microscopique de l'urine donnant toujours les résultats ci-dessus, on pouvait craindre avec raison de nouveaux accidents.

Au bout de six mois, le malade rentra à l'hôpital avec une fièvre intense, de l'anasarque sans ascite, de l'œdème pulmonaire; il se plaignait d'éprouver une céphalalgie presque constante. Les bruits du cœur, quoique faibles, étaient naturels. Urine haute en couleur et très-albuminense. Quelques jours après, des vertiges, de la céphalalgie, accompagnée de fréquentes nausées et des vomissements faisaient craindre des accidents urémiques. Après quelque alternative dans l'intensité des symptômes, le malade tombe tout à coup sans connaissance, la face devient pâle, le pouls très-petit, la respiration stertoreuse, les pupilles contractées, le côté droit paralysé, et sans aucun mouvement convulsif. Mort dans le coma quatre heures après.

Autopsie. — Caillot mou dans l'épaisseur du pont de Varole, d'où il s'étendait derrière le bulbe. *Épanchement sanguin intraventriculaire.* Les artères de la base du cerveau étaient opaques et rigides et offraient des pla-

(1) *Union médicale*, 1855.

ques graisseuses. Cœur normal, sauf quelques *maculæ albidæ* sur le péricarde. Rien de particulier dans les poumons.

Les reins étaient augmentés de volume, lobulés, pâles et offraient à leur surface une injection disposée en étoiles et des granulations fines; la substance corticale anémiée fait un vif contraste à la coupe, par sa coloration, avec la substance des pyramides. La dégénérescence graisseuse de la substance corticale commençait à envahir aussi les tubuli droits.

La dégénérescence graisseuse, outre le rein, avait envahi plusieurs points du système vasculaire, mais en laissant le cœur à l'abri d'altérations. C'est l'appareil artériel du cerveau qui est venu, cette fois là, prouver en quelque sorte que certaines lésions du rein ne sont pas un fait isolé ou uniquement local. D'après Basham, c'est lorsque la dégénérescence graisseuse porte sur la fibre du cœur et sur la structure des artères, que les effets sont parfois soudainement funestes. Nous ne savons pas, ajoute-t-il, si ces tissus sont plus prédisposés que d'autres à la dégénérescence graisseuse, mais nous connaissons que leur altération entraîne des résultats fâcheux d'une manière plus immédiate. A cette cause puissante, venant trop souvent s'ajouter le trouble circulatoire dû à un vice dans la composition du sang, le dénoûment fatal, on le conçoit, ne pourra être que d'autant plus précipité.

Nous ne devons pas abandonner ce sujet avant d'avoir rappelé qu'une des complications qui n'est pas excessivement rare dans les néphrites chroniques accompagnées de kystes, de calculs, d'atrophie, etc., consiste dans l'apoplexie cérébrale. Nous ne faisons nulle difficulté d'admettre qu'une même diathèse, l'arthritis ou la scrofule, etc., puisse produire à la fois l'altération des reins et celle des vaisseaux ; nous voulons remarquer seulement que la maladie de ces glandes-là, par le trouble sécrétoire qu'elle provoque, n'est pas sans exercer une très-fâcheuse influence sur la nutrition, indépendamment de toute autre circonstance. Si la lésion des organes dont il s'agit est le résultat par exemple d'une affection dyscrasique quelconque, celle-ci ne peut qu'en être aggravée, car l'effet devient à son tour une redoutable cause.

Qu'est-ce qu'on observe, au surplus, dans beaucoup de ces complications? Des dérangements plus prononcés qu'auparavant dans l'appareil uropoïétique, à savoir : des douleurs vives, continues, ou à forme de véritables coliques néphrétiques, une évacuation d'urine très-incomplète, quelquefois même de l'anurie; ailleurs l'altération qualitative de cette sécrétion se traduisant par d'abondants dépôts purulents. C'est au milieu de ces circonstances qu'une congestion ou une hémorrhagie cérébrale n'est pas un événement très-rare.

Portal, dans son livre intitulé : *Observations sur l'apoplexie*, reconnaît que la suppression d'urine peut entraîner soit des épanchements séreux, soit un véritable épanchement sanguin dans l'encéphale. Je vais citer textuellement : « Pour revenir à l'apoplexie qui survient à ceux qui éprouvent une suppression d'urine, il est certain qu'on trouve ordinairement en eux des épanchements d'eau dans la cavité du crâne et dans le cerveau, dans la cavité du thorax, dans les poumons et le péricarde, dans le bas-ventre en même temps, que les vaisseaux sanguins du cerveau sont pleins de sang, de sorte que l'apoplexie est l'effet de la compression du cerveau, non-seulement par de l'eau épanchée dans le crâne, et dans laquelle on croit avoir reconnu jusqu'à l'odeur de l'urine, mais aussi quelquefois par du sang ramassé en trop grande quantité dans les vaisseaux du crâne, ou qui a été épanché sur ou dans ce viscère. »

Les observations que j'ai relatées ont fait voir en même temps tantôt des exemples d'hémoptysie, tantôt des exemples de purpura, et même de métrorrhagie ; je n'y insiste pas davantage.

FIN

www.ingramcontent.com/pod-product-compliance
Ingram Content Group UK Ltd.
Pitfield, Milton Keynes, MK11 3LW, UK
UKHW020412220726
13923UKWH00004B/1900